AF299923

CONTRIBUTION A L'ÉTUDE

DE LA

RÉTENTION DES MEMBRANES

et de son traitement après l'accouchement à terme

PAR

Le Docteur Léopold JORDANIS

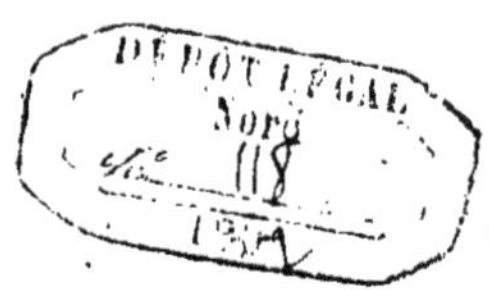

LILLE

LE BIGOT FRÈRES, IMPRIMEURS - ÉDITEURS

25, Rue Nicolas-Leblanc, 25

1901

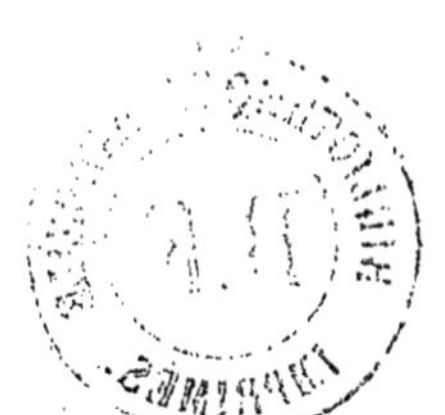

CONTRIBUTION A L'ÉTUDE

DE LA

RÉTENTION DES MEMBRANES

et de son traitement après l'accouchement à terme

PAR

Le Docteur Léopold JORDANIS

LILLE

LE BIGOT FRÈRES, IMPRIMEURS-ÉDITEURS

25, Rue Nicolas-Leblanc, 25

—

1901

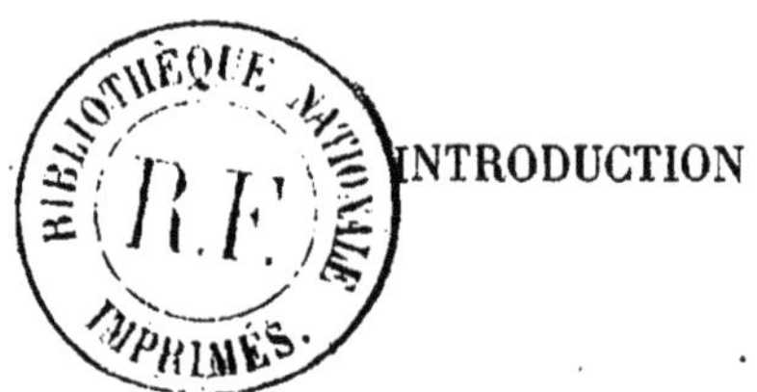

INTRODUCTION

Nous avons choisi pour sujet de thèse l'étude de la rétention des membranes après l'accouchement à terme et des divers procédés employés pour remédier à cet accident de la délivrance. Nous avons été amené à nous occuper de cette intéressante question par l'observation de deux cas s'y rattachant, et dont nous avons été témoin avec le Dr Louis Dubrisay : dans ces deux cas une expectation vigilante et armée dut bientôt faire place à une thérapeutique plus active, et grâce à une intervention précoce les menaces d'infection furent écartées dès qu'elles se furent manifestées.

Au cours du présent travail, nous avons reçu de M. le Professeur agrégé Oui, quatre observations inédites qu'il a eu la grande bienveillance de nous autoriser à publier; dans trois cas, notre maître employa le procédé de Tarnier, qui eut un plein succès ; la quatrième observation a trait à une rétention membraneuse qui donna lieu à des symptômes fébriles bénins, non enrayés cependant par des injections intra-utérines et n'ayant cédé qu'après l'expulsion spontanée des membranes retenues.

En présence de cet ensemble de faits, en présence de tant d'autres qui ont été publiés dans la littérature obstétricale, et dont nous reproduirons quelques-uns des plus frappants, nous avons été conduit à considérer la rétention membraneuse comme une complication méritant d'appeler toute l'attention et la surveillance du praticien. A un degré moindre, mais au même titre que la rétention placentaire, elle est en effet susceptible d'exposer à des accidents qui peuvent être sérieux, quelquefois même mortels : nous en verrons des exemples. Il est donc de la plus grande importance de savoir parer à de tels dangers, et bien des règles de conduite ont été préconisées dans ce but. Le nœud de la question réside, nous semble-t-il, dans la perfection plus ou moins grande de l'antisepsie ou de l'asepsie obstétricales. Si l'on opère dans des conditions où l'asepsie puisse être réalisée de façon complète (desideratum qui ne saurait être rempli que dans un milieu ad hoc), ou bien si les précautions antiseptiques peuvent être prises avec assez de soin et de rigueur, et depuis assez longtemps pour que toute chance d'infection soit écartée, on pourra se borner à une expectation vigilante, en escomptant l'expulsion spontanée des membranes retenues, ou employer un procédé d'attente comme celui de Tarnier. Mais si l'on n'a pu réaliser qu'une antisepsie hâtive et insuffisante, si, par suite de l'état de la mère ou de l'enfant (fœtus mort et macéré), les risques d'infection sont accrus, alors nous croyons qu'il sera sage d'agir préventivement en vidant l'utérus, par l'écouvillonnage par exemple. Dans tous les cas, il faudra intervenir d'une façon précoce dès que des menaces d'accident se manifesteront.

Telle est l'idée dominante de ce travail, que nous diviserons en trois parties principales.

D'abord, en quelques mots d'historique, nous exposerons rapidement les opinions qui ont été professées autrefois et jusqu'à l'heure actuelle sur le sujet qui nous occupe. Puis nous chercherons à nous rendre un compte exact de la délivrance des membranes telle qu'elle se produit normalement, et des causes qui peuvent amener la rétention de ces membranes. Enfin, après avoir indiqué le diagnostic et le pronostic de cet accident, nous passerons en revue les divers procédés mis en œuvre pour y remédier en nous arrêtant à ceux qui nous paraissent les moins dangereux et les plus efficaces.

Mais avant d'entrer plus avant dans notre sujet, il nous tient à cœur de nous acquitter ici de la dette de reconnaissance que nous avons contractée envers nos maîtres de la Faculté de Lille.

Que M. le Professeur Debierre veuille bien agréer ici l'hommage de notre gratitude pour la bienveillance qu'il nous a témoignée et dont il nous a donné une nouvelle preuve en acceptant la présidence de cette thèse. Nous exprimons aussi nos plus vifs et sincères remerciements à M. le Professeur agrégé Oui, qui nous accueillit toujours si aimablement et qui eut la grande obligeance de nous communiquer pour ce travail quatre de ses observations personnelles.

Il nous est doux de rappeler ici à M. le Professeur agrégé Bédard combien nous fut précieuse l'amitié déjà ancienne dont il nous a favorisé et que nous avons bien souvent mise à l'épreuve.

Enfin nous ne saurions, sans ingratitude, oublier M. le Professeur agrégé Ausset, que nous ne saurions trop remercier de sa grande bienveillance à notre égard.

HISTORIQUE

Sans remonter jusqu'à Hippocrate et Galien, il est intéressant de jeter un coup d'œil en arrière et de passer rapidement en revue les opinions anciennes sur le sujet qui nous occupe.

Ambroise Paré formula nettement son avis, recommandant d'extraire manuellement tout ce qui peut rester du délivre « pour obvier et éviter les accidents prédits », c'est-à-dire les phénomènes d'infection.

Au commencement du XIXe siècle, Mme Lachapelle et Mme Boivin conseillent d'attendre dans les cas de rétention : si des accidents surviennent, on videra l'utérus avec la main, sans jamais avoir recours aux instruments.

Mais ces auteurs ne visaient pas spécialement la rétention *des membranes* : c'était *le délivre*, en tout ou en partie, mais sans différenciation bien nette de ses éléments constituants, dont ils se préoccupaient. Il faut arriver à la période moderne pour voir la question se préciser et se localiser.

En 1874, Bailly publie dans la *Gazette des Hôpitaux* (1) deux observations concernant des femmes

(1) *Gazette des Hôpitaux*, 5 novembre 1874.

accouchées ayant présenté de la rétention des membranes : il montre l'innocuité de cet incident, et dit que dans ces cas « on doit commettre à la nature l'expulsion du lambeau membraneux et s'abstenir de toute tentative immédiate de décollement et d'extraction de la membrane, faite à l'aide de la main portée dans la matrice ».

L'année suivante, Yves (1) rapporte un cas analogue, où, après de vaines tentatives d'extraction d'un lambeau membraneux, « il introduisit deux doigts de la main gauche, et s'en servant comme conducteurs, il alla couper, avec des ciseaux mousses, les membranes aussi près que possible de leur point d'attache ». Il n'eut qu'à se féliciter de cette conduite, car au bout de 40 heures, les membranes retenues furent expulsées spontanément et la parturiente eut des suites de couches absolument normales.

Dans leur Traité des accouchements, Tarnier et Chantreuil écrivent : « Lorsqu'un morceau de membrane reste adhérent à l'utérus, nous conseillons de le couper après avoir placé sur son moignon une ligature au moyen de laquelle on pourra, quelques heures ou quelques jours plus tard, extraire complètement le reliquat des membranes ?

Plus tard, Kaltenbach déclare que dans le cas de rétention, c'est seulement la partie des membranes qui est en contact avec le vagin et le col utérin qui risque d'être infectée, mais que la partie de celles qui

(1) Archives de Tocologie, 1875, p. 93.

demeurent dans l'utérus ne le devient souvent que parce qu'on a pratiqué des manœuvres d'extraction imprudentes. Il préconise donc un procédé auquel son nom est resté attaché, et qui consiste essentiellement :

1° A arracher ou sectionner les lambeaux de membranes qui pendent dans le vagin ;

2 A s'efforcer d'assurer l'asepsie du vagin et du col par de fréquents lavages.

La théorie de Kaltenbach a été appuyée par plusieurs bactériologistes allemands (Gonner, Winter, Döderlein) et sa pratique est en honneur en Allemagne.

En Angleterre, les opinions sont divisées : certains auteurs, comme Mund, n'interviennent qu'après l'apparition des accidents, tandis que d'autres (Alloway, Maraw), préconisent une conduite plus précocement active et conseillent le curage utérin prophylactique.

En France, le procédé de Tarnier est pratiqué par un certain nombre d'accoucheurs de l'heure actuelle.

Le professeur Pozzi, en 1888, préconisa d'une façon systématique le curetage instrumental, comme traitement prophylactique, dans tous les cas de rétention après l'avortement, et son enseignement a fait des adeptes.

M. Porak conseille d'introduire la main dans l'utérus et de retirer tout ce qu'on peut.

Le professeur Budin, dans les cas de rétention de membranes, dit « de rompre et d'attendre »; d'attendre l'expulsion spontanée, en coupant le plus de membranes possible, sauf le cas de menaces d'accidents infectieux, où l'on pratique l'écouvillonnage prophylactique.

M. Maygrier, vu le nombre d'accidents qu'il a constatés, est d'avis que l'extraction immédiate doit être pratiquée dans la majorité des cas.

En somme nous voyons que les auteurs se classent tous en deux groupes bien distincts : les interventionnistes d'emblée, et, pourrait-on dire, les opportunistes. Pour nous faire une opinion personnelle, entrons directement dans l'étude de la question.

DÉLIVRANCE DES MEMBRANES ; CAUSES
DE LEUR RÉTENTION

Les membranes d'un œuf humain à terme sont constituées par trois couches différentes, qui sont, de dehors en dedans :

1° *La caduque*, d'épaisseur variable, généralement friable, se laissant détacher par le grattage sous forme d'une pulpe sanguinolente, et qui manque parfois par places. Elle est formée d'une couche épithéliale qui s'est transformée en tissu embryonnaire formé de cellules rondes qui se colorent difficilement par le carmin ; il existe en outre du tissu fibrillaire avec quelques cellules rondes ou fusiformes à petits noyaux. La couche la plus externe, irrégulière, à contour mal limité, renferme un très grand nombre de cellules fusiformes dont le noyau contient deux ou trois nucléoles.

2° *Le chorion*, membrane assez résistante qu'on ne peut détacher du bord du placenta ; il est constitué par du tissu conjonctif composé de faisceaux de fibres disposés dans des plans parallèles à sa surface ; il est séparé de la caduque par un tissu conjonctif très lâche, ressemblant à du tissu muqueux. Les cellules du chorion sont de grosses cellules polyédriques à un ou deux noyaux. Le chorion est sillonné par des vaisseaux assez nombreux.

3º L'*amnios*, qui est plus mince que le chorion, mais plus résistant ; sa surface libre, en rapport avec le liquide amniotique, est lisse, polie ; sa surface externe est unie au chorion par du tissu conjonctif lâche. Sa face libre est recouverte par une couche unique de cellules épithéliales à forme polyédrique renfermant un gros noyau et un nucléole ; au-dessus de cette couche se trouvent le substratum épithélial, puis la couche la plus externe de l'amnios, qui est fibreuse : elle est formée par du tissu lamelleux, constitué par des fibres parallèles. Remak et Kölliker y ont décrit des fibres musculaires lisses qui n'ont pas été retrouvées par tous les histologistes.

Maintenant que nous nous sommes rendu compte de la constitution des membranes, voyons comment s'effectue leur délivrance normale. Elle comprend trois temps :

1º Le décollement des membranes au niveau de leur insertion utérine ;

2º Leur passage de la cavité utérine dans le vagin ;

3º Leur expulsion au dehors.

Déjà *à la fin de la grossesse* il se produit, dans l'étendue du segment inférieur, une séparation entre la caduque et le chorion et, en outre, un travail qui se traduit par des modifications dans toute l'étendue

de la caduque (amincissement, effacement des espaces
de la couche spongieuse).

Au moment du travail, le décollement commence à
s'effectuer en même temps que le col utérin commence à se dilater. Ces deux phénomènes progressent
parallèlement, et il est facile d'en voir la cause. A
mesure que le col se dilate, il met à découvert une
partie d'abord minime, puis de plus en plus étendue,
des membranes renfermant à leur intérieur du liquide
amniotique : c'est ainsi que se forme la poche des
eaux. Par suite des contractions utérines qui aug-
mentent la tension du liquide amniotique, la poche
des eaux tend à faire hernie davantage au dehors de
l'utérus ; elle tiraille donc sur son insertion périphé-
rique, qui n'est autre que l'insertion de la caduque :
ainsi progresse de proche en proche le décollement
des membranes, depuis l'orifice interne du col jusqu'au niveau de l'anneau de Bandl. Là, en effet,
s'arrête leur déhiscence, lorsque la dilatation est
complète. La poche des eaux s'est rompue ou a été
rompue, et l'accouchement proprement dit a lieu,
l'enfant est expulsé au dehors.

Après l'accouchement commence la phase prépara-
toire de la délivrance. Le fait capital est la rétraction
de l'utérus qui se produit aussitôt après la sortie du
fœtus. Le placenta et les membranes ne peuvent se
rétracter comme le muscle utérin : le placenta se
décolle ; les membranes, plus souples, ne se décol-
lent pas encore, mais elles se plissent et leur adhé-
rence à la paroi de l'utérus diminue, car cette paroi

ne suit pas le plissement. Puis le placenta une fois désinséré, chassé par les contractions, devient lui même un agent de décollement pour les membranes sur lesquelles il tire. Et ce qui le prouve bien, c'est qu'en règle générale c'est le placenta qui est expulsé le premier et qu'il entraîne avec lui les membranes, décollées du centre à la périphérie, et retournées en doigt de gant, de sorte que c'est l'amnios qui se présente en dehors.

De ce processus, il résulte que le placenta peut séjourner dans le segment inférieur de l'utérus et même dans le vagin, suspendu pour ainsi dire par les membranes encore retenues et adhérentes dans la cavité utérine. « Les conséquences de cette constatation sont importantes au point de vue pratique : En effet, si les tractions sont exercées sur le placenta décollé et cela au moment de la contraction utérine, les membranes peuvent être emprisonnées dans la cavité utérine, et surtout au niveau des cornes. D'où ce précepte de ne jamais commencer ou continuer des tractions sur le cordon pendant la contraction utérine, alors même que le placenta est déjà dans le vagin ou même à la vulve ». (Pinard et Varnier). La dérogation à cette règle est une des grandes causes de rétention des membranes.

Après ce résumé succinct des différentes phases *normales* de la délivrance des membranes, il est intéressant pour notre sujet de voir quelles *anomalies* peuvent se présenter et entraver ce processus.

L'une des plus importantes est *l'inertie utérine*.

Nous venons de nous rendre compte du rôle capital
que jouent les contractions du muscle utérin dans le
décollement des membranes ; il est donc évident que
l'absence, l'insuffisance, l'irrégularité de ces contractions retarderont leur déhiscence et favoriseront leur
rétention.

Les divers *états pathologiques de la caduque* ont une
influence considérable au point de vue qui nous
occupe, à cause des adhérences partielles ou totales
qu'ils provoquent entre les membranes ou le placenta
et la paroi utérine. Parmi ces lésions, les plus importantes sont les endométrites de toutes natures, qu'elles
soient aiguës ou chroniques. Ces dernières sont de
beaucoup les plus fréquentes et doivent être attribuées
le plus souvent à ces deux grandes infections : blen-
norrhagie ou puerpéralité antérieures. Signalons aussi
la syphilis et le saturnisme comme sources d'adhérences pouvant amener la rétention membraneuse.

Lorsque le *fœtus est mort* pendant la grossesse, la
rétention de la caduque, en totalité ou en partie, est
de règle.

La formation d'une *poche amnio-choriale*, la *proci-
dence de l'amnios* décollé du chorion et glissant sur lui,
peuvent être invoquées comme causes dans certains
cas de rétention, par suite de la dissociation des membranes qui rend leur rupture plus facile en diminuant
leur résistance.

La contraction de l'anneau de Bandl, une *antéflexion
utérine* très prononcée peuvent opposer à l'issue des
membranes un obstacle suffisant pour qu'elles se

rompent et restent en partie dans la cavité de l'utérus.

L'insertion vicieuse du placenta (placenta prœvia) peut être fréquemment incriminée. Lorsque cette anomalie existe, on trouve souvent des caillots le lendemain de l'accouchement, mais en même temps qu'eux on trouve presque toujours des débris de membranes, et l'explication se présente d'elle-même si l'on réfléchit à la façon anormale dont le placenta remplit dans ce cas son rôle pour le décollement des membranes.

Enfin, pour être complet, il ne nous faut pas passer sous silence les causes qui peuvent tenir à la conduite de l'accoucheur. Nombreuses sont les observations où des *tractions* intempestives ou exagérées sur le cordon ombilical, avec ou sans *expression utérine* prématurée ou mal faite sont responsables de la venue d'un *placenta découronné*, c'est-à-dire non accompagné de ses membranes, ou du moins de la rétention d'une partie plus ou moins considérable des membranes. De la même façon agit l'expulsion spontanée rapide chassant brutalement au dehors le placenta, au cours d'une contraction utérine qui enserre les membranes. Une autre pratique dangereuse est la *torsion des membranes* en corde pour les extraire quand elles ne viennent pas spontanément ; si elles sont friables, et surtout lorsqu'elles sont distendues par des caillots, elles se rompent fréquemment.

CONDUITE A TENIR DANS LE CAS DE RÉTENTION DES MEMBRANES.

Le *diagnostic* de la rétention des membranes est en général facile. Il est évident lorsque le placenta se présente découronné, lorsque les membranes se déchirent sous les doigts de l'accoucheur, lorsqu'il en manque une notable partie, ou enfin quand une ou deux d'entre elles, la caduque le plus souvent, la caduque et le chorion quelquefois, font défaut complètement ou presque complètement comme il peut arriver après qu'elles ont été dissociées.

Mais il y a aussi des cas plus difficiles, où le doute est permis. La seule façon de résoudre le problème est d'examiner attentivement et minutieusement l'arrière-faix. Après avoir inspecté les deux faces utérine et fœtale du placenta, on le pose sur une table et, la main introduite dans l'œuf, on tend les membranes en prenant soin de ne pas les déchirer et on les examine par transparence. De plus, et c'est une précaution importante dans les cas douteux, on doit essayer de séparer les membranes les unes des autres. Si le chorion est décollé de l'amnios en totalité ou en partie, on tâchera de le replacer dans sa position première pour en constater l'intégrité. La caduque devra attirer tout particulièrement l'attention, car c'est elle qui est le plus facilement retenue. On se rappellera que c'est une membrane dont l'épaisseur atteint en moyenne un. demi-millimètre, que sa face interne adhère au chorion dont elle se laisse séparer plus ou moins facilement, que sa face externe est irrégulière et jaunâtre, et qu'on y voit courir quelques vaisseaux sanguins. Souvent elle revêt un aspect couenneux, aréolaire ; en tous cas elle est toujours molle et très facile à déchirer.

Dans les cas de macération du fœtus, cette membrane prend un aspect tout spécial. Elle est alors épaisse, tomenteuse ; elle reste le plus souvent dans la cavité utérine, et sur le délivre on n'en trouve plus que des débris jaunâtres ou marron-clair, adhérents au chorion au voisinage du placenta. Dans quelques cas ces plaques déciduales apparaissent mamelonnées et couvertes d'érosions. Dans ces mêmes cas le chorion peut également être retenu : on note alors un développement excessif des villosités, donnant lieu à de petites hémorrhagies ; du reste on en trouve toujours des îlots sur l'amnios.

Quant à cette dernière membrane, elle est beaucoup plus résistante, et ne se trouve pas en contact direct avec la paroi utérine, aussi n'en reste-t-il presque jamais dans l'utérus.

Enfin lorsque l'enfant naît coiffé, suivant l'expression populaire, sa tête emporte au passage un disque membraneux qui doit pouvoir compléter exactement la poche ovulaire.

La rétention membraneuse reconnue, quel en est le *pronostic?*

Un grand nombre d'accoucheurs n'y voient qu'un incident bénin, non pas négligeable évidemment, mais ne devant pas entraîner une thérapeutique active, à moins que des accidents n'éclatent. D'autres protestent contre cette opinion, et, tout en admettant la moindre gravité de la rétention membraneuse comparée à la rétention placentaire, enseignent que ce peut être là le point de départ de phénomènes d'infection pouvant amener la mort, et aussi une source d'hémorrhagies ; qu'il faut donc agir vite, et même préventivement si l'on peut.

Les premiers s'appuient sur des constatations bactériologiques tendant à prouver que la cavité utérine est normalement aseptique ; par conséquent, si les mains de l'accoucheur n'y apportent pas de germes capables de devenir pathogènes, les lambeaux de membranes qui y séjourneront ne pourront s'infecter ni infecter l'utérus et par lui l'organisme. D'ailleurs, l'expulsion de ces lambeaux se fait le plus souvent spontanément. Il suffirait donc de savoir attendre, en prenant des précautions pour éviter l'invasion accidentelle des germes dans l'utérus.

A cela on répond de l'autre camp que l'asepsie absolue de l'utérus n'est pas chose prouvée sans conteste, et qu'en tous cas il serait au moins imprudent de compter sur la persistance de cet état aseptique après un traumatisme tel que l'accouchement ouvrant autant des voies, et aussi larges à l'infection.

Qu'il s'agisse de la rétention de débris placentaires ou membraneux, le résultat est essentiellement le même ; en effet, dans les deux cas, il va se trouver dans l'utérus un corps étranger, organique, mais mal nourri ; dans les deux cas ce corps empêchera l'organe gestateur de bien revenir sur lui-même ; le col restera donc plus ou moins béant, et les germes du vagin, qu'il est impossible de détruire ou de neutraliser complètement, monteront et arriveront dans une cavité où ils trouveront de bonnes conditions de vie anaérobie, dans un milieu de culture tout préparé que leur fournissent les débris organiques en voie de décomposition. Il ne faut donc pas se fier à la solution naturelle, possible évidemment, mais non certaine, de l'expulsion spontanée, et il faut, en présence de débris de membrane, comme en présence de débris placentaires retenus, vider l'utérus le plus tôt possible.

Si maintenant, de la théorie, nous passons aux faits, nous voyons qu'en réalité la rétention membraneuse est loin d'être toujours inoffensive. Les accidents qui lui sont imputables se répartissent en deux groupes : *hémorragies, infections.*

Depaul cite une observation intéressante d'hémorragie secondaire chez une femme présentant de la rétention des membranes.

Cazeaux note l'histoire d'une femme qui avait été prise d'une hémorragie une demi-heure après l'accouchement : l'écoulement sanguin dura trois heures et ne se termina qu'après l'extraction des membranes restées dans l'utérus.

Mais ce sont le plus souvent des accidents infectieux qui surviennent comme le raisonnement nous
l'avait fait prévoir. Et dans ce sens les observations
abondent. La rétention du chorion et de l'amnios
paraît d'ailleurs exposer plus fréquemment les
parturientes à l'infection que celle de la caduque.
Mais, en somme, toute membrane et tout débris de
membrane retenu peut être le point de départ de
phénomènes pathologiques capables de revêtir les
allures cliniques les plus diverses et aussi de par-
courir toute la gamme des pronostics, depuis le
plus bénin jusqu'au plus sombre. Parfois, en effet,
tout se borne à quelques lochies fétides, d'autres fois
on note un peu de fièvre, avec ou sans frissons ;
enfin l'infection prend parfois des caractères de gravité plus grande, et même on la voit aboutir, malgré
la thérapeutique la plus énergique, à une issue fatale.

De tels cas sont heureusement rares, mais qu'importe la proportion ? Il nous semble que leur possibilité suffit à engager les accoucheurs à prendre toutes
les mesures capables de les éviter.

Aussi nous semble-t-il qu'il vaut mieux intervenir
plus tôt que plus tard, car il est souvent plus aisé de
prévenir les accidents infectieux que de les guérir
une fois qu'ils se sont déclarés.

Un traitement prophylactique nous paraîtrait donc
indiqué lorsqu'il y a des raisons de craindre l'infection, par suite des conditions où s'est effectué l'accouchement, ou des complications qui sont survenues.
Ainsi lorsqu'il a fallu opérer dans un milieu insuffi-

samment aménagé, mal pourvu des objets nécessaires, lorsque par conséquent on a pu s'entourer des précautions antiseptiques convenables, peut-être aurait-on avantage à intervenir préventivement pour éviter l'infection assez probable des membranes retenues dans un utérus aussi exposé à l'invasion microbienne. Nous nous permettrons de ranger dans ce cadre notre observation I, obligeamment communiquée par M. Oui.

De même toutes les complications qui prédisposent à l'infection nous semblent devoir indiquer l'intervention prophylactique.

Au premier rang il nous faut placer la mort et la macération du fœtus, qui amènent à peu près toujours la rétention de la caduque et qui, par suite de l'altération de cette membrane et de l'état en général anormal de la parturiente, exposent fréquemment à des accidents infectieux. Et de fait nous voyons dans notre observation VI un cas de ce genre qui se termina malheureusement par la mort, malgré le traitement curatif le plus énergique : injections intra-utérines, curage, écouvillonnage, curetage et même hystérectomie. Peut-être une simple intervention prophylactique eût-elle suffi à éviter un tel dénouement, et les choses se seraient-elles passées aussi normalement que dans le cas suivant, observé par M. Maygrier à l'hôpital de la Charité et relaté dans la thèse de Rouault :

Observation

Multipare de 36 ans ; accouchement à 6 mois 1/2 d'un enfant mort, macéré et fétide. Cet accouchement s'est fait en ville. La femme est transportée à l'hôpital. A mon arrivée à la consultation, délivrance naturelle, le placenta étant dans le vagin : mais le *placenta est découronné* et très altéré.

Température : 37° 9 à l'entrée à l'hôpital.

Quatre heures après, on fait préventivement le curage digital suivi d'un écouvillonnage, et cette femme, qui avait toute raison de s'infecter, n'a pas eu de fièvre un seul jour.

Lorsque l'accouchement a été long et laborieux, qu'il a fallu souvent pratiquer le toucher, que les membranes ont été rompues prématurément, qu'on a dû recourir à des manœuvres manuelles ou instrumentales, par le forceps notamment ; enfin quand pour une raison quelconque les chances d'infection sont augmentées, nous croyons qu'il pourrait être indiqué d'intervenir préventivement. Et nous proposons comme exemples nos observations I à VI, dans lesquelles une telle règle de conduite eût été logique et peut-être préservatrice.

En l'absence des indications dont nous venons de parler, ou lorsque la longueur de l'accouchement, l'exagération des douleurs, une hémorragie importante, etc., ont fatigué ou affaibli à l'excès la parturiente, on pourra se contenter de garder l'expectative, mais une expectative vigilante et armée.

C'est en effet *au premier avertissement* qu'il faudra se rendre pour extraire de l'utérus toutes les membranes qui y sont retenues et qui constituent une source de dangers. En pareil cas le plus tôt est toujours le mieux, et il ne faut pas trop compter sur une expulsion spontanée qui peut tarder. Dès l'apparition du plus petit symptôme anormal, il faut se hâter, en se rappelant que de cette hâte peut dépendre la vie de la femme. On n'attendra donc pas que les signes de l'infection puerpérale soient nets ; on ne remettra pas sa décision au lendemain en se disant : « Voyons si la fièvre ne tomberait pas d'elle-même » : ce serait une grosse faute. On ne se laissera pas aller à considérer une petite élévation de température comme due à la « fièvre de lait », sur le compte de laquelle nous sommes fixés ; on ne l'attribuera pas non plus trop facilement à un peu de fatigue, à un écart de régime, à un peu de constipation. Il faudra, au contraire du proverbe, « en cas de doute, intervenir », pour peu que le thermomètre monte, que le pouls devienne plus rapide, ou que les lochies soient légèrement fétides. C'est à une telle conduite que nous attribuons les deux succès que nous avons été à même de constater avec le Dr Louis Dubrisay, et que nous relatons dans les observations XI et XII. Dans le premier cas, au bout de 48 heures, sans qu'il y eut élévation de température, les lochies étant un peu fétides, on recourut à l'écouvillonnage qui débarrassa l'utérus ; dans le second, dès le lendemain de l'accouchement, le thermomètre ayant accusé 38°, sans autre symptôme, on intervint de même : et dans ces deux cas le résultat fut parfait. Les lochies redevinrent normales chez la première accouchée, la température tomba chez la seconde, et pour toutes deux les suites furent excellentes.

Etant réglée cette question d'intervenir, il ne nous reste plus qu'à décider du *mode d'intervention*. Plusieurs règles de conduite ont été proposées : examinons successivement celles d'entre elles qui sont suivies actuellement.

Procédé de Tarnier. — Dans le tome I du « Traité des accouchements », de Tarnier et Chantreuil, on lit ceci : « Lorsqu'un morceau de membrane reste adhérent à l'utérus, nous conseillons de le couper après avoir placé sur son moignon une ligature au moyen de laquelle on pourra, quelques heures ou quelques jours plus tard, extraire complètement le reliquat des membranes. » Ce procédé, très en honneur en France, compte à son actif de très nombreux succès. Il est très rationnel et offre cet avantage de n'être pas un procédé *opératoire*. M. le professeur agrégé Oui a bien voulu nous communiquer trois cas où il l'a employé et où il n'a eu qu'à s'en féliciter (observations VII, VIII et IX).

On a cependant fait des objections à ce procédé. D'abord le fil peut tomber, sans que pour cela les membranes soient expulsées, comme il est arrivé dans notre observation X. A cela on peut répondre que pour éviter pareil incident, il suffit de prendre des précautions pour assujettir solidement le nœud du fil qui lie les membranes, et de ne pas pratiquer de tractions trop violentes sur ce fil.

En second lieu, et cet argument a plus de valeur, on a allégué que le fil constitue une voix d'accès dans la cavité utérine, grâce à laquelle les germes contenus dans le vagin peuvent monter jusque dans la matrice où ils trouvent parmi les débris membraneux un milieu de culture excellent.

Aussi lorsqu'on emploie le procédé de Tarnier, faut-il s'efforcer d'obtenir une asepsie aussi complète que possible de la cavité vaginale et du col utérin, par des injections fréquentes et fortement antiseptiques. Encore, malgré ces précautions, est-il possible de voir quelquefois survenir des accidents, et nous rapportons dans notre observation X un cas malheureux où le procédé de Tarnier avait été appliqué, et où survint un dénouement fatal, malgré un traitement énergique mis en œuvre dès l'apparition des phénomènes infectieux.

Tel est en effet l'écueil du procédé de Tarnier, heureusement rare, mais dont la possibilité doit engager à redoubler de rigueur antiseptique quand on recourt à ce mode d'intervention, dont il faut cependant reconnaître les avantages de facilité, de promptitude, d'efficacité, et la réussite si fréquente.

Procédé de Kaltenbach. — Kaltenbach, de Vienne, a proposé une autre pratique, que nous trouvons décrite dans la thèse de Halperm (Paris, 1899). Son procédé est basé sur l'absence de microbes dans la cavité utérine à l'état normal, et sur leur fréquence ordinaire dans le vagin. Il n'y aurait donc, d'après l'auteur, aucun danger à laisser des débris de membranes dans l'utérus, à condition de n'en laisser aucun faire issue dans le vagin. Il faut donc éviter d'introduire la main ou un instrument dans la matrice, et, pour obvier aux accidents par rétention de membranes, on arrachera très soigneusement tout ce qui dépasse le col utérin, et on attendra l'expulsion spontanée du reste des membranes retenues en réalisant une asepsie aussi complète que possible du canal vaginal par des injections fréquentes.

Ce procédé est séduisant. Il diffère de celui de Tarnier en ce qu'il ne facilite pas, comme ce dernier, l'extraction des membranes dans un court délai ; il n'est qu'une méthode d'attente avec précautions contre l'infection. Mais ces précautions mêmes sont-elles suffisantes ? Les membranes retenues dans l'utérus, agissant comme tout corps étranger, comme les débris placentaires en particulier, empêchent cet organe de bien revenir sur lui-même ; le col reste donc plus ou moins béant et par conséquent perméable aux microbes qui peuvent, en partant du vagin, envahir la matrice. Il importe donc, si l'on emploie le procédé de Kaltenbach, de pratiquer une antisepsie du canal vaginal aussi soigneuse et rigoureuse qu'avec le procédé Tarnier, et de la continuer même plus longtemps, puisqu'on ne hâte plus l'issue des membranes retenues. Le perfectionnement apporté par l'auteur viennois n'est donc pas bien apparent. Nous n'avons d'ailleurs pas de données cliniques nous permettant d'apprécier la valeur pratique du procédé de Kaltenbach.

Introduction de la main dans l'utérus et recherche des membranes. — C'est là sans contredit un procédé très usité, parce que très rationnel : c'est l'analogue de la délivrance artificielle en cas de rétention placentaire. Mais il est souvent vain et inefficace et n'est pas sans quelques inconvénients. Théret (thèse de Lille, 1897) le juge assez sévèrement : « Merveilleux quand il s'agit de débris placentaires, ce procédé devient souvent illusoire pour les débris membraneux ». Et, de fait, il est arrivé à maint accoucheur d'introduire la main dans l'utérus, de l'explorer très soigneusement, sans réussir à ramener le moindre débris. De plus, cette intervention n'est inoffensive qu'à la condition de réaliser une asepsie parfaite de la main et du vagin ; or, on sait combien ce desideratum est difficile à remplir pour ce dernier organe.

La réussite problématique et l'innocuité toujours quelque peu chanceuse du curage digital, ne nous feront donc pas adopter ce procédé comme procédé de choix, sans cependant nous le faire rejeter absolument. Il peut notamment trouver son indication, lorsqu'un lambeau de membrane assez large est flottant, offrant ainsi à la main de l'opérateur un guide sûr pour aller chercher l'insertion du reste des membranes retenues.

Mais il nous semble que nous devons nous adresser de préférence à des moyens plus simples et tout aussi efficaces, tels que *l'injection intra-utérine,* et *l'écouvillonnage.*

La technique de l'injection intra-utérine est universellement connue ; quant à l'usage de l'écouvillon, il est d'une simplicité extrême. On se sert d'écouvillons semblables à celui qu'inventa M. Doléris, ou modifiés par M. le Professeur Budin, qui substitua aux crins des côtes de plumes, qui présentent l'avantage d'être plus résistantes. Ces instruments, aseptisés au préalable, sont imbibés largement, au moment de l'intervention, de glycérine créosotée à 1/5 ou à 1/10 ordinairement, et sont introduits dans la cavité utérine dont ils permettent de faire un râclage et un nettoyage parfaits, sans faire courir le moindre danger à la patiente.

C'est là une méthode facile, rapide, inoffensive et efficace : aussi croyons-nous qu'elle est de mise dans la plupart, sinon dans la totalité des cas de rétention membraneuse. Elle est surtout indiquée et immédiatement si l'accouchement a été dystocique, si le liquide amniotique est fétide, et enfin quand il s'agit de fœtus mort et macéré. Dans ce dernier cas, en effet, on a affaire à une caduque malade, épaissie, souvent très adhérente par places, et l'état de la mère la met ordinairement en état de moindre résistance vis-à-vis de l'infection. Si, pour ne pas prolonger l'intervention, lorsque l'accouchement a été normal, et la rétention minime chez une femme saine et en bon état, on se décide à l'expectation armée, une injection intra-utérine pourra être pratiquée, qui suffira quelquefois à ramener les débris de membranes.

Si cet heureux résultat n'est pas atteint, c'est à l'écouvillonnage que l'on aura recours dès la plus légère élévation de température, dès la moindre fétidité des lochies, en un mot au premier symptôme pouvant être considéré comme une menace d'infection.

C'est la conduite que nous avons vu suivre par le Dr Dubrisay dans les deux cas que nous relatons aux observations XI et XII et le succès a été complet dans les deux cas.

Le *curetage instrumental* est trop dangereux pour la mère pour pouvoir être conseillé d'emblée. Les risques d'hémorragie, et surtout de perforation par la curette sont trop grands dans un utérus de parturiente, pour que cette intervention, qui n'est pas du reste à la portée de tous comme l'écouvillonnage, soit préconisée tout d'abord. Elle ne paraît indiquée qu'en seconde ligne, c'est-à-dire après échec de l'écouvillonnage : alors, entre des mains expérimentées, elle peut rendre de réels services.

Enfin, comme dernière ressource, dans les cas d'infection déclarée, mais limitée à l'utérus, on pourrait avoir recours à l'*hystérectomie* dont les indications sont actuellement discutées, et qui d'ailleurs ne rentre pas dans le cadre de cette étude.

OBSERVATIONS

Observation I

(Inédite, due à l'obligeance de M. le Prof. agrégé Oui)

Mme C. I pare. — Accouche le 28 janvier 1901, environ trois semaines avant le terme présumé de sa grossesse. Albuminurie légère. Le travail a marché si rapidement que m'étant rendu auprès d'elle aussitôt après avoir été appelé, je trouve la tête sur le périnée, la poche des eaux faisant saillie à la vulve. Rupture artificielle des membranes. L'expulsion se fait vingt minutes après mon arrivée (garçon vivant, 2.400 grammes).

La délivrance spontanée suit en moins de cinq minutes. Le placenta est violemment projeté au dehors. *Le chorion tout entier a été retenu.*

A cause de l'albuminurie, le permanganate de potasse est employé comme antiseptique. — Deux fois par jour, injection vaginale à 0.50/1000. Apyrexie jusqu'au 1er février.

Le 1er février, T.M. 38°5. Injection intra-utérine T.S. 37°8.

Le 2 février, T.M. 37° 7. T.S. 38°. Injection intra-utérine.

Le 3 février, T.M. 37°6. T.S. 38°7. Injection intra-utérine.

Un curetage est décidé pour le lendemain.

Le 4 février T.M. 36°8. Dans la nuit, pendant que la malade urinait, un lambeau membraneux qui ne nous a

malheureusement pas été conservé est tombé dans le bas-
.sin. Dans ces conditions nous ajournons toute intervention.

Le soir, la température atteint 38°5. Nouvelle et dernière injection intra-utérine après laquelle la température
tombe définitivement pour ne plus dépasser 37°2.

M. Oui ajoute : « Je dois faire remarquer qu'aucune précaution antiseptique n'a pu être prise avant
la délivrance, la famille ayant négligé de s'approvi-
sionner d'antiseptiques et n'ayant même pas préparé
d'eau bouillie. »

OBSERVATION II

(In thèse de Rouault, Paris 1900. Observation recueillie
dans le service de M. le Dr Maygrier, hôpital de la Charité).

Primipare ; 18 ans ; accouchement spontané à terme,
en siège mode des fesses. Délivrance naturelle, dix minutes
après l'accouchement.

Enfant mort et macéré. Rétention de la caduque.

Au 2e jour, lochies fétides.

Au 3° jour, température 39°. Ecouvillonnage à la glycérine créosotée, après curage digital.

Chute de la température, qui, à deux reprises, remonte
aux environs de 38°.

Au 8e jour, tout va bien.

OBSERVATION III

(Th. de Rouault, même origine).

Multipare de 35 ans ; accouchement à terme d'un

enfant vivant. *Délivrance artificielle*, pour hémorragies, 1ʰ·40 après l'accouchement.

Rétention partielle des membranes.

Le lendemain : 38° ; au 3ᵉ jour : 39°. Pas de fétidité des lochies.

Au 5ᵉ jour : 39°.

Au 7ᵉ jour, écouvillonnage à la glycérine créosotée. Suites normales.

OBSERVATION IV

(Th. de Rouault, même origine).

Primipare de 30 ans ; accouchement à terme, *au forceps* au détroit inférieur, pour *lenteur du travail.* Enfant vivant.

Délivrance artificielle, 1ʰ·30 après l'accouchement pour hémorragie. *Membranes déchirées, incomplètes.*

Température pendant 23 jours ; pas de fétidité des lochies.

Phlegmatia alba dolens.

La malade sort guérie, après 3 mois 1/2.

OBSERVATION V

(Th. de Rouault, même origine).

Primipare de 24 ans, accouchement à terme d'un enfant vivant, *extrait au forceps* à la partie supérieure de l'excavation, par suite *d'inertie utérine.* Délivrance naturelle, 30 minutes après l'accouchement.

Membranes déchirées, *incomplètes*, enchâtonnées dans la corne utérine droite.

Le soir même, la température monte à 39°.

Le 2e jour, 37°.

Au 3e jour, brusque ascension de la température à 39°6 ; injections intra-utérines.

Le 4e jour, 40°2. La femme est isolée.

Le 5e jour, chute en lysis de la température, qui redevient normale le 7e jour.

La femme sort guérie le 30e jour.

OBSERVATION VI

(Th. de Rouault, même origine)

La nommée G..., 27 ans, domestique, entre à la maternité de la Charité, le 25 avril 1900, à 6 h. 40 du matin ; elle y vient parce qu'elle est en travail.

C'est une femme de bonne conformation et de bonne santé antérieure ; on ne relève dans ses antécédents qu'une fièvre typhoïde à 15 ans qui n'a pas eu de suites. Réglée pour la première fois à 17 ans, elle voit très régulièrement trois jours par mois.

A 25 ans, elle devient enceinte pour la première fois : elle mène cette grossesse à terme sans aucune complication ; l'enfant a actuellement 18 mois, et est bien portant.

Les dernières règles sont apparues du 15 au 20 octobre 1899 : elle ne serait donc pas actuellement enceinte de plus de six mois et demi. Sa grossesse s'est moins bien passée que la première.

La femme nous dit, en effet, avoir souffert de maux d'estomac, de bourdonnements d'oreilles, et même de quelques troubles oculaires (scotome scintillant, etc.) ; cependant elle n'a eu ni céphalée, ni œdème des jambes. Ses urines n'ont pas été analysées pendant la grossesse ;

à son entrée, elles présentent un léger nuage d'albumine.

Au commencement du mois de mars, elle a, pour la
première fois, senti remuer son enfant, mais lors de son
entrée, il y a onze jours qu'elle ne perçoit plus le moindre
mouvement ; cependant un médecin, consulté à cette date,
la rassure sur ce point.

Le 24 avril, à onze heures du soir, apparaissent les
premières douleurs ; ces douleurs s'accentuent pendant la
nuit, et le 25, à 6 h. 40 du matin, la femme se décide à
entrer à l'hôpital.

Placée de suite à la salle de travail, la femme y est
examinée : le toucher montre une dilatation complète,
l'enfant se présente par le sommet, mais le doigt en
appuyant sur cette partie fœtale sent cette crépitation
spéciale, donnant l'impression d'un sac de noix, indice de
la macération du fœtus. Du reste, par le palper, on sent
un utérus mollasse, qui se laisse difficilement délimiter,
et dans lequel on ne peut circonscrire nettement de parties
fœtales.

L'auscultation montre l'absence absolue de bruits du
cœur.

(Notons, tout de suite, qu'il a été impossible, malgré un
examen minutieux, de trouver chez cette femme quelque
trace de syphilis ; il est donc probable qu'il faut incri-
miner ici une spécificite paternelle, point que nous n'avons
pas été à même de constater).

Dès son entrée, la poche des eaux se rompt spontanément
et donne issue au liquide amniotique brun-chocolat mais
sans la plus légère fétidité. En quelques douleurs la femme
expulse un *fœtus* qui nous semble *macéré* depuis dix jours
environ ; il pèse 690 gr., est long de 38 cent.

Aussitôt après la sortie de l'enfant, la délivrance se fait

spontanément : le placenta ne pèse que 240 gr., sans lésions particulières.

Quant aux membranes elles sont intactes pour le chorion et l'amnios, mais *la caduque est entièrement retenue* dans l'utérus. On pratique une injection intra-utérine, et une heure après, la femme est montée dans la salle des accouchées.

Tout de suite après son accouchement, la température rectale est à 37°, le soir elle est 37°5.

Le 26 avril, premier jour des couches, la température matinale est à 37°, mais le soir elle s'élève à 38°2 ; on pratique alors une injection intra-utérine au permanganate de potasse.

Le deuxième jour (27 avril), normale le matin, la température monte le soir, à 38°5 ; de nouveau, on fait une injection intra-utérine.

Le troisième jour, quoique la température soit normale, craignant de nouveau l'ascension vespérale, on pratique, dans la journée, le *curage digital* suivi d'un écouvillonnage à la glycérine créosotée : cette manœuvre ramène quelques débris de caduque non fétides qui, ensemencés, nous donnent du streptocoque. L'opération est terminée par une injection de 12 litres de permanganate de potasse, suivie d'un drainage utérin avec une mèche de gaze imbibée de créosote. Enfin, on lui fait 500 gr. de sérum physiologique, en injection hypodermique.

Le soir, la température monte à 37°6.

Le lendemain de cet écouvillonnage, quatrième jour des couches, la malade est détamponnée et reçoit une injection intra-utérine. Le matin : 37°5 ; le soir : 37°3.

Le 5e jour, la température matinale est de 38° ; une injection intra-utérine est faite dans la journée et fait tomber la température à 37°3.

Le 6e jour, pas de fièvre ; 37°2 matin et soir.

Le 7e jour, 37° au matin, mais 38°6 le soir ! En même temps les lochies sont devenues très fétides ; le col étant revenu sur lui-même, on fait la dilatation au moyen des bougies de Hégar, puis deux injections intra-utérines.

Le 8e jour, 37°8 au matin ; à 1 heure du soir, éclate un violent frisson, à la suite duquel la température s'élève brusquement à 40°8.

Immédiatement on pratique un *curetage* instrumental très soigneux, avec des curettes mousses d'abord, puis tranchantes. Les débris ramenés sont ensemencés ; ils cultivent abondamment en anaérobies (perfringens, radii-formis, fœtidus, etc...) et donnent un peu de coli-bacille et de streptocoque. Après cette opération, la température est de 39°6. De nouveau on fait à la malade 600 grammes de sérum sous-cutané.

Le lendemain de ce curettage (8e jour des couches), la fièvre persiste ; le matin, 39° ; à 10 heures, frisson suivi de 40°2 ; le soir, 38° ; matin et soir, injection utérine.

Pendant deux jours les accidents parurent s'amender ; la température oscilla entre 37° et 38°. Le pouls était bon ; mais les lochies restaient très fétides, malgré des injections utérines matin et soir, et le 12e jour la fièvre s'accentua, restant à 40°, matin et soir, atteignant 41°7 à la suite d'un frisson.

En présence de la gravité de ces accidents, et pendant qu'il était encore temps de prévenir la généralisation de l'infection, M. le docteur Maygrier se décide à faire pratiquer l'hystérectomie. Cette opération est exécutée le 8 mai 1900, au matin, 13e jour des couches, par M. le docteur Bazy ; la malade étant anesthésiée au chloroforme, l'utérus est enlevé par la voie abdominale ; le vagin ouvert au thermocautère, on fait l'hystérectomie totale ;

puis les deux ligaments larges sont recousus et le tout enfoui sous un surget au catgut, de façon à tapisser de séreuse le fond de la cavité pelvienne. Cette opération fut extrêmement simple, et ne dura qu'une demi-heure en tout. Aussitôt après, on fait à la malade 800 grammes de sérum sous-cutané. La journée se passe bien, sauf quelques vomissements dus au chloroforme ; le soir, la température est à 38°3 ; pour faire reposer la femme, on lui fait à 10 heures, une piqûre de morphine. La nuit fut très calme ; la malade ne se plaint pas.

Le lendemain, 14ᵉ jour, la température matinale est à 37°9 : le pouls est bon et l'état général est satisfaisant, on se borne à faire de nouveau 500 grammes de sérum et à faire prendre à la femme des boissons glacées. Le soir, la fièvre monte de nouveau à 39°8.

Le 2ᵉ jour après l'opération, 15ᵉ des couches, la fièvre est à 38° le matin, 38°3 le soir, mais à 2 heures, la malade a un violent frisson, à la suite duquel la température s'élève à 40°. Localement tout va bien, le ventre est souple, non douloureux ; par le vagin sortent quelques débris noirâtres non fétides, on commence à donner des injections vaginales.

Le 19ᵉ jour, la température qui, le matin, était à 38°4, s'élève le soir à 41°, c'est-à-dire à un niveau plus élevé que les six jours précédents, le pouls très rapide reste bien frappé ; la respiration est un peu accélérée, mais l'auscultation du cœur et des poumons reste négative.

Du 14ᵉ au 20ᵉ jour, l'état reste sensiblement le même ; c'est-à-dire que l'on observe quotidiennement d'énormes ascensions thermiques, la fièvre vespérale étant de 40° à 41°, et deux fois par jour, surviennent de violents frissons, à la suite desquels la température atteint presque 42°. On fait régulièrement à la femme 500 ou 600 grammes de sérum physiologique, le soir une piqûre de morphine, puis du champagne, du Todd, et du lait glacé que la malade prend en grande quantité.

Le 23e jour, les fils sont retirés, l'incision est parfaitement cicatrisée ; l'opération a, en somme, merveilleusement guéri, aussi bien et mieux souvent que s'il se fût agi d'un fibrome ou de toute autre affection n'intéressant pas l'état général, mais cet état général n'en a pas été modifié, car, vraiment, nous ne pouvons logiquement tenir compte de l'abaissement relatif de la température que le schock et l'hémorrhagie traumatique amenèrent pendant les deux premiers jours.

Du 24e au 37e jour, l'histoire quotidienne est toujours la même : 40° et 41° alternant avec 37° et 36°5, frissons violents apparaissant à n'importe quelle heure et faisant monter le thermomètre presque à 42°, c'est-à-dire la marche à grandes et irrégulières oscillations de la pyohémie, cependant l'examen scrupuleux des divers appareils, pratiqué chaque jour, ne révèle de métastase nulle part.

En dehors du traitement déjà en usage, on essaie deux fois par jour les injections de bromhydrate de quinine qui n'amènent pas le moindre résultat.

Le 37e jour, la malade se plaint de la jambe gauche, tout le membre est douloureux et œdématié ; le pronostic se trouve donc très assombri par l'apparition de cette phlegmatia alba dolens, dont la valeur ne saurait nous échapper, dans de semblables cas ; du 37e au 43e jour, en effet, l'état empire manifestement, la température est ce qu'elle était auparavant, les frissons se répètent, le pouls devient petit, très fréquent. La malade est fatiguée par des vomissements et une diarrhée extrèmement fétide que les grands lavages intestinaux sont incapables de maîtriser, les nuits sont à peu près calmes, grâce à la morphine, mais, toute la journée, la femme délire, et il devient presque impossible de l'alimenter.

Le soir du 43ᵉ jour, la température est à 40°3 ; le matin du 44ᵉ, elle s'abaisse à 36°3, puis saute à 40°8, et après cette dernière élévation, la malade succombe, sans autre accident particulier.

L'autopsie, pratiquée 36 heures après la mort, montre la cicatrisation parfaite de la plaie péritonéale ; dans aucun organe on ne trouva de foyers ; les reins étaient peut-être un peu sclérosés, et les poumons contenaient quelques tubercules en voie de caséification. Il s'agit donc bien ici d'infection généralisée, de septicémie aiguë. Notons la virulence extraordinaire des germes ; car l'externe qui fit l'autopsie se piqua très légèrement au doigt, et, malgré une désinfection immédiate, eut un phlegmon de l'aisselle avec phénomènes généraux graves ; à l'heure où nous écrivons cette thèse, il est même impossible de se prononcer sur le pronostic.

II. — Cas dans lesquels a été appliqué le procédé de Tarnier.

OBSERVATION VII

(Inédite, due à l'obligeance de M. le Prof. agrégé Oui)

Mᵐᵉ L... I pare, accouche à terme le 13 avril 1899.

Lorsque j'arrive auprès d'elle, à 9 heures du soir, elle est en travail depuis deux heures à peine. La dilatation est complète. La tête, en OP, appuie sur le plancher périnéal. A la vulve, *pend* une tumeur piriforme qui n'est autre qu'une poche des eaux constituée par l'amnios seul.

Après rupture provoquée de cette poche, expulsion, à 9 heures et demie, d'une fille vivante pesant 2.800 grammes.

Délivrance par tractions 4 minutes après. Le chorion est extrêmement adhérent et se déchire à la moindre traction.

Un fil est placé sur la portion membraneuse adhérente qui est sectionnée au ras de la vulve.

Injections vaginales au sublimé à 1/4000, deux fois par jour.

Le fil tombe le 15 avril. Les membranes sont expulsées le 19 avril.

Suites de couches apyrétiques. La température a atteint comme maximum 37° 5, le 20 avril.

Observation VIII

(Inédite, due à l'obligeance de M. le Prof. agrégé Oui)

Mme X..., 34 ans, V pare, accouche le 30 décembre 1899, à minuit, après cinq heures de travail. Le fœtus (garçon vivant 3.300 grammes) s'est présenté par le siège.

Quelques minutes à peine après l'extraction, le placenta arrive à la vulve et est expulsé avec une telle rapidité que je ne puis empêcher la rétention du chorion en totalité.

Un lambeau membraneux vient jusqu'à la vulve. Je le lie avec un fil.

Le 31 décembre, quelques tractions me montrent que les membranes restent fortement adhérentes.

Le 1er janvier par des tractions très lentes, j'arrive en une dizaine de minutes à retirer les membranes adhérentes.

Suites de couches apyrétiques.

OBSERVATION IX

(Inédite, due à l'obligeance de M. le Prof. agrégé Oui)

Mme F... I pare, accouche à terme, le 4 juin 1901, à
1 heure du matin. Travail normal ayant duré 8 heures.
Fille vivante.

Délivrance par tractions quarante minutes après l'accouchement. L'amnios et le chorion sont dissociés. Le quart
du chorion, environ, reste adhérent.

Ligature et section au ras de la vulve.

Le 5 juin au matin, des tractions prudentes amènent
facilement un lambeau membraneux large comme la main.

Suites de couches apyrétiques.

OBSERVATION X

(Th. de Rouault)

St..., 18 ans, passementière, entre à la maternité de la
Charité le 4 juin 1900. C'est une primipare bien constituée
et de bonne santé antérieure. La grossesse, qui s'est bien
passée, est actuellement à terme.

Les premières douleurs sont apparues le 3 juin, à
4 heures du soir; le 4, à 11 heures du matin, la dilatation
étant complète, on rompt les membranes et le liquide
amniotique s'écoule légèrement teinté de méconium :
l'enfant se présente en OIDP; les contractions, puissantes
et rapprochées, amènent l'expulsion en 25 minutes;
l'accouchement est terminé à midi, 20 heures après le
début du travail. L'enfant, bien constitué, pèse 3 260 gr.

Vingt minutes après l'accouchement, la délivrance

s'opère naturellement, accompagnée d'une légère hémorrhagie. Mais le placenta ayant été expulsé très rapidement, l'élève de garde qui assistait la femme ne put le retenir assez tôt et une partie des membranes resta dans l'utérus. On place alors un fil sur leur moignon et l'on donne une injection vaginale au sublimé. Le soir de l'accouchement, la température est à 37°.

Le 1er jour des couches est apyrétique ; de même, le 2e jour, la température reste à 37°3.

Le 3e jour, à 5 heures du matin, le fil placé sur les membranes tomba sans amener l'expulsion de ces dernières ; dans la même journée, à 2 heures du soir, la malade expulse, pendant qu'on lui donne une injection vaginale, un assez grand lambeau de membranes. Mais les lochies étant devenues légèrement fétides et la température s'étant élevée le soir à 38°2, la malade est isolée, on pratique un écouvillonnage à la glycérine créosotée, suivi d'une injection intra-utérine de 12 litres de permanganate de potasse.

Le lendemain de cette première intervention, 4e jour des couches, la température est à 37°6, matin et soir ; on donne deux injections intra-utérines au permanganate.

Le 5e jour, au matin, la température monte brusquement à 40°6 ; il n'y a plus de fétidité des lochies : l'état général est sensiblement modifié : la langue sèche, la peau brûlante, la respiration précipitée font craindre une généralisation de l'infection. Aussitôt la femme est endormie au chloroforme et on pratique le curetage soigneux de la cavité utérine : celle-ci est d'abord râclée par de grandes curettes mousses, puis par des curettes plus petites et tranchantes qui ramènent quelques débris de membranes. (Leur examen bactériologique y démontre la présence de streptocoques en longues chaînettes, extrêmement abondants et cultivant avec une rare vitalité). Ce curetage est

suivi d'un écouvillonnage à la glycérine créosotée au
15° et d'une injection intra-utérine de 12 litres de permanganate de potasse. Puis, une mèche imbibée de glycérine
créosotée est placée dans l'utérus. Aussitôt après, on fait à
la malade 600 grammes de sérum physiologique en injection hypodermique.

Le soir, la température, qui n'est descendue que de 2
dixièmes, est à 40°4 ; le pouls, très fréquent, est bien frappé.
La malade ne souffre pas.

Le 6° jour, la température matinale est de 40°2, l'utérus
est détamponné et l'on fait une injection intra-utérine au
permanganate ; le soir, la température monte à 40°9. La
nuit est agitée.

Le 7° jour, la température est, au matin, à 40°6 ; la
malade délire et ne reconnaît plus personne de son entou-
rage. La respiration est très fréquente, le pouls presque
incomptable. L'auscultation ne révèle rien d'anormal au
cœur ni aux poumons.

De nouveau, on pratique une injection hypodermique
de 600 grammes de sérum d'Hayem ; en même temps on
fait prendre à la malade un grand lavement froid de ce
même sérum. L'urine contient un nuage assez important
d'albumine.

Les bains froids sont alors institués ; le premier est
donné à 6 heures du soir et fait tomber la température de
41°2 à 39°8. Dans la nuit, trois autres bains sont administrés
et amènent chacun une chute momentanée de température,
de 1 degré à quelques dixièmes.

On essaie de faire boire à la malade du lait glacé, du
champagne et du Todd.

Le 8° jour, la température matinale atteint sa plus haute
élévation : le thermomètre marque 41°6 ! Le pouls est
incomptable, les cornées vitreuses ; la malade a perdu

connaissance du monde qui l'entoure et elle succombe à midi.

Autopsie pratiquée 30 heures après la mort : le cadavre a déjà subi des altérations très avancées.

Poumons : paraissent sains.

Reins : assez gros, blancs, offrant quelques scissures un peu plus profondes que normalement : à la coupe, congestion de la substance médullaire.

Foie : trop altéré pour fournir le moindre indice.

Rate : très volumineuse.

Utérus : assez bien revenu sur lui-même : mesure à peu près 20 centimètres de hauteur ; à la coupe, on trouve une muqueuse n'existant plus que par endroits, sous forme de débris putrilagineux. La musculeuse est ferme et paraît saine.

En somme on peut conclure à une *infection généralisée :* streptococcie à marche aiguë, ayant été trop vite pour que des métastases aient eu le temps de se produire.

III. — Cas dans lesquels l'expectation fit place à une intervention précoce.

OBSERVATION XI

(Personnelle : recueillie avec le Dr Louis Dubrisay)

Mme X..., 38 ans, enceinte pour la cinquième fois, a eu deux premières grossesses, il y a 16 et 14 ans, qui se sont terminées par des accouchements normaux à terme. Puis

elle devint veuve, se remaria il y a 4 ans, et remarqua peu
après que ses règles étaient devenues plus abondantes et
revenaient un peu plus fréquemment qu'auparavant.

Elle fit ensuite successivement deux fausses couches,
de 3 et de 4 mois. Elle est redevenue enceinte en mars 1900.
La grossesse a été normale.

Le 1er décembre 1900, à 6 h. du soir, la malade est
prise d'une hémorrhagie abondante, sans début de travail.
Elle nous fait alors appeler, le Dr Dubrisay et nous-même,
et nous pouvons constater que l'utérus est développé
comme un utérus à terme ou à peu près, que l'enfant est
vivant et se présente par le sommet en O.I.D.A. La tête est
engagée, le col est celui d'une multipare, et la dilatation est
de 2 fr. environ. On remarque en outre sur le fond de
l'utérus, à gauche, la présence d'un fibrome de la grosseur
d'une orange.

Les contractions commencent à apparaître, mais peu
intenses, et ce n'est qu'à 3 h. du matin que la dilatation
est complète. On rompt artificiellement les membranes.
Mais il n'y a pas de contraction de 3 h. à 3 h. 45. Le
Dr Louis Dubrisay se décide alors à faire une application
de forceps en O.I.D.A., et extrait un enfant vivant de
3.000 gr.

Trois quarts d'heure après, l'inertie ayant persisté, le
placenta n'est pas encore décollé. Il faut recourir à la délivrance artificielle. Le placenta est inséré sur le fond de
l'utérus et ne peut être décollé qu'avec d'assez grandes
difficultés. Enfin il est extrait : la masse placentaire est
complète, mais la plus grande partie des membranes est
restée adhérente à l'utérus. On pratique une injection
intra-utérine, et comme il n'y a pas de menace d'infection,
on se décide à attendre.

Quarante-huit heures après, les lochies sont un peu

fétides. Malgré l'absence d'élévation de température, le docteur Dubrisay pratique l'écouvillonnage de la cavité utérine avec de la glycérine créosotée à 1/10. Tout rentre dans l'ordre, et les suites de couches sont parfaites.

OBSERVATION XII

(Personnelle, recueillie avec le Dr Louis Dubrisay)

Mme X..., 25 ans, primipare, a des antécédents hérédi-taires et personnels très bons.

Elle a eu ses dernières règles du 10 au 15 décembre 1900.

Sa grossesse a été normale, à part quelques pertes san-guinolentes vers le 15 janvier.

Apparition des premières douleurs le 24 septembre 1901, à 10 heures du soir, douleurs qui se suivent régulières pendant toute la nuit.

Dilatation complète le 29 septembre, à 10 heures du matin.

Présentation du sommet en OICA.

Enfant vivant.

A 10 heures 1/2, les membranes sont rompues artificiel-lement et on invite la malade à pousser.

Au bout d'une heure, les contractions qui, jusque-là, s'étaient succédé régulièrement, deviennent de plus en plus rares, si bien qu'à midi 1/2 (2 heures après la dilata-tion complète), quoique les bruits du cœur restent bons, le Dr Louis Dubrisay se décide à terminer l'accouchement par une application de forceps directe, en OP, qui ne pré-sente aucune difficulté.

Le périnée est intact.

L'enfant, du sexe masculin, est vivant et bien portant et pèse 4.100 gr.

Une demi-heure après, délivrance naturelle. Le placenta est complet, mais la plus grande partie des membranes, très adhérentes, reste dans l'utérus. On fait une injection intra-utérine à l'eau iodée, qui ne ramène que quelques débris.

Le soir, la température est de 38°5, le pouls à 96, l'état général bon.

Le 30 septembre. La nuit a été bonne : t. 37°3, pouls 80.

Le soir : t. 38°, pouls 100.

En présence de cette élévation de température, on se décide à intervenir.

Sans endormir la malade, on lui passe, après asepsie de la valve et du vagin, trois écouvillons, 2 trempés dans le sublimé, un dans la glycérine créosotée à 1/10ᵉ, à l'aide desquelles on ramène toutes les membranes.

Une heure après, la malade a un frisson et la température s'élève à 39°, puis quelques heures après tout rentre dans l'ordre.

Le lendemain (1ᵉʳ octobre), la temp. est de 37°2 le matin, 38° le soir.

On fait deux injections intra-utérines (une le matin, une le soir), l'une à l'eau iodée, l'autre au permanganate de potasse.

Le 2 octobre 1901, tout est rentré dans l'ordre, la malade va très bien et a du lait en quantité suffisante pour nourrir son bébé.

CONCLUSIONS

La rétention des membranes est un accident rela-
tivement fréquent de la délivrance dans l'accouchement à terme. Elle reconnaît pour causes fréquentes
l'inertie utérine, certains états pathologiques de la
caduque, la formation d'une poche amnio-choriale,
la mort du fœtus pendant la grossesse, l'insertion
vicieuse du placenta, la contraction de l'anneau de
Bandl pendant la délivrance, et aussi, il faut bien le
dire, certaines manœuvres obstétricales intempestives,
telles que tractions sur le cordon, torsion des membranes, etc...

Le diagnostic de la rétention membraneuse est en
général facile, ainsi lorsqu'il manque au délivre une
grande partie des membranes, ou même que le placenta est complètement découronné ; dans certains
cas de rétention minime, ou n'intéressant qu'une des
membranes, il faut, pour se prononcer, procéder à un
examen très attentif, très minutieux, et essayer de
dissocier les membranes.

Le pronostic de cet accident est, dans la grande
majorité des cas, assez bénin, et notablement plus
favorable que celui de la rétention placentaire. Mais

il s'assombrit parfois : on a vu la rétention des membranes provoquer des hémorragies, et des phénomènes d'infection qui ont entraîné la mort dans certains cas.

Pour éviter de pareils dénouements, plusieurs règles de conduite ont été préconisées. Lorsqu'on se trouve dans de bonnes conditions, dans un milieu favorable, et qu'on a pu réaliser aussi complètement que possible l'asepsie du canal génital, on peut se contenter de l'expectation, mais de l'expectation vigilante et armée, et on se tiendra prêt à intervenir à la moindre alerte, dès la plus légère fétidité des lochies, la plus petite élévation de la température ou du pouls. Dans les mêmes cas on emploiera avec succès le procédé de Tarnier s'il y a issue de membranes hors du col utérin, en prenant les précautions antiseptiques les plus rigoureuses pour éviter que le fil et le moignon des membranes ne deviennent une voie d'invasion microbienne. Le procédé de Kaltenbach demande les mêmes soins.

Mais si les conditions où l'on se trouve sont moins bonnes, si l'on a des raisons de craindre l'infection (antisepsie douteuse, rupture prématurée des membranes, manœuvres longues et pénibles, et surtout fœtus mort et macéré), alors une intervention immédiate pourra être indiquée dans un but prophylactique. Le curage digital n'est pas toujours aisé ni efficace, le curetage instrumental est dangereux ; nous donnerons donc dans ces cas la préférence aux injections intra-utérines, et à l'écouvillonnage tel qu'il est pra-

tiqué par le Professeur Budin. C'est encore à l'écouvillonnage qu'on pourra recourir curativement lorsqu'une menace d'infection fera renoncer à l'expectation
pour appliquer une thérapeutique plus active.

BIBLIOGRAPHIE

Budin. — Revue d'Obstétrique et de Gynécologie, 1894.

Chartier. — Thèse de Paris, 1889.

Cros. — De la rétention des membranes dans l'accouchement à terme. Thèse de Paris, 1897.

Dentu. — Essai sur le traitement de la rétention des membranes. Thèse de Paris, 1897.

Doléris. — Revue d'Obstétrique et de Gynécologie, 1886.

Doléris. — Introduction à la pratique gynécologique, 1896.

Dubourg. — Rétention des membranes dans l'utérus après l'accouchement. Thèse de Paris, 1884.

Frey. — De l'utilité du curetage précoce comme moyen thérapeutique et prophylactique dans la rétention intra-utérine de débris placentaires et membraneux. Thèse de Paris, 1896.

Genesteix. — Thèse de Paris, 1886.

Gheorgiu. — Contribution à l'étude clinique du traitement de l'infection puerpérale. Thèse de Paris, 1900.

Gerbaud. — Rétention des membranes après l'avortement. Thèse d'agrégation, 1885-86.

Halperm. — De l'emploi de la méthode de Kaltenbach dans la rétention des membranes. Thèse de Paris, 1899.

Pinard et Wallich. — Traitement de l'infection puerpérale.

Pozzi. — Traité de Gynécologie.

Ribemont-Dessaignes et Lepage. — Précis d'Obstétrique.

Rouault. — De l'intervention prophylactique et précoce dans la rétention des membranes après l'accouchement à terme. Thèse de Paris, 1900.

Théret. — Etude sur la rétention des membranes dans la délivrance à terme. Thèse de Lille, 1897.

Tref. — De la rétention des membranes après l'accouchement à terme. Thèse de Nancy, 1897.

Tarnier et Chantreuil. — Traité de l'art des accouchements.

Valentin. — De la délivrance dans les cas de fœtus mort et macéré. Thèse de Paris, 1889.

Varnier. — Obstétrique journalière.

Wisard. — Thèse de Paris, 1888.